L'ABC

De

MÉNOPAUSE

GILLIANNE FULLER

CONTENU

INTRODUCTION

B y 2025, il y aura environ 1 milliard de femmes dans le monde connaissent la ménopause, et pourtant il y a une telle stigmatisation entourant la ménopause dont on parle rarement. Les femmes parlent rarement de leurs symptômes ou ne savent tout simplement pas ce qui leur arrive. Certaines femmes croient que ce qu'elles vivent est normal et qu'elles devront simplement vivre avec ces changements pour le reste de leur vie. Malgré l'augmentation des informations ces dernières années, il reste encore beaucoup à apprendre. Il y a un manque d'éducation et un manque de

ressources, les femmes sont laissées dans l'ignorance. Un jour, nous sommes soudainement frappés par ces symptômes que nous croyons normaux. Nous commençons à croire que nous devons vivre avec eux pour le reste de nos vies. Notre généraliste ne comprend pas ce que nous traversons. Ils veulent prescrire des antidépresseurs et nous envoyer voir tous les spécialistes auxquels ils peuvent penser.

Beaucoup de femmes pensent que c'est la fin de la vie telle qu'elles la connaissaient. Les mariages échouent et, selon une enquête, plus de 60 % des divorces sont initiés par des femmes en période de périménopause/ménopause. Les femmes abandonnent leur carrière de plusieurs décennies ou n'acceptent pas les promotions. Des études montrent que 99 % des femmes ont le sentiment que la ménopause nuit à leur carrière. Plus de 50 % des femmes interrogées ont pris un congé en raison des symptômes de la ménopause. Nous avons peu ou pas de soutien sur le lieu de travail et craignons de divulguer notre statut ménopausique parce que nous craignons la stigmatisation qui accompagne la ménopause.

Nous avons trop honte de discuter de nos symptômes de la ménopause avec nos maris, nos petites amies ou même nos médecins. Avouons-le, beaucoup de mères ne parlaient même pas de la ménopause, elles souffraient en silence donc beaucoup d'entre nous ne sommes même pas sûrs de ce que nous vivons. Beaucoup de femmes ne demandent jamais d'aide. Ma mère m'a dit récemment qu'elle avait des symptômes de ménopause depuis plus de 35 ans. Je suis sûr qu'il y a des millions de femmes comme elle. Il est temps de changer, et il est temps d'en parler davantage et de nous éduquer davantage afin que nous puissions commencer à éliminer la stigmatisation qui l'entoure. Avec les bonnes informations, les aliments, la nutrition, l'exercice et les programmes créés spécifiquement pour vous ; cela peut être un autre grand chapitre de votre vie.

Tout d'abord, saviez-vous même qu'il y avait différentes étapes de la ménopause ? périménopause, ménopause et post-ménopause ; Je ne l'ai certainement pas fait. A 53 ans, je ne connaissais rien à la ménopause. Il m'a frappé comme une tonne de briques un jour. Je devais me connecter rapidement et rechercher ce feu qui venait de commencer dans ma tête et se déplaçait lentement vers le bas de mon corps. J'ai eu peur et j'étais nerveux, et j'ai pensé "OMG, qu'est-ce qui m'arrive, est-ce que c'est une sorte de maladie." Google m'a dit que c'était peut-être des bouffées de chaleur, et j'ai pensé remercier Dieu pour Google.

J'ai alors réalisé que même si la plupart de mes amies avaient à peu près le même âge que moi, je n'avais jamais entendu aucune d'entre elles mentionner la ménopause ou l'un des symptômes liés à la ménopause. J'ai alors décidé qu'il était temps d'engager la conversation. Nous ne voulons pas que la prochaine génération soit aussi perdue que nous. Nous voulons nous assurer que nos filles savent que plus tôt elles commenceront à adopter un mode de vie plus sain, à manger les bons aliments, à dormir suffisamment, à faire de l'exercice et à prendre les bonnes vitamines et suppléments, plus cette période de la vie sera facile.

C'est ainsi qu'a commencé mon voyage pour amener le plus de gens possible à parler de la ménopause. J'ai commencé un Clubhouse Club appelé Women over 50, Parlons de la ménopause et de la vie après 50 ans. J'ai lancé une association à but non lucratif organisation appelée Menopause Matter; www.menopausematter.org et j'ai décidé d'écrire un petit guide simple à lire pour comprendre le parcours de la ménopause. J'espère que cela vous aidera!

CHAPITRE 1

MÉNOPAUSE

M énopause est la deuxième phase du cycle et commence lorsqu'un la femme n'a pas eu de règles pendant une année entière/12 mois consécutifs. La ménopause n'est pas une maladie, c'est un processus biologique naturel qui ne peut être traité ; cependant, les symptômes qui y sont associés peuvent être traités.

Des études montrent que les symptômes de la ménopause peuvent durer en moyenne 4 à 5 ans après les dernières règles d'une personne et un total de 7,4 ans au total. La ménopause, cependant, ne dure qu'un jour, c'est le jour où vos règles se terminent officiellement et le lendemain commence le troisième cycle, post-ménopause.

La ménopause devrait être permanente et vous ne devriez pas voir le retour de votre période menstruelle. Si vous le faites, consultez immédiatement votre médecin.

Les femmes passeront environ 1/3 de leur vie dans un état ménopausique, nous devons donc nous assurer de maintenir la qualité de vie que nous avions auparavant. Un grand nombre de nos symptômes de la ménopause peuvent être atténués par un régime alimentaire, de l'exercice et un mode de vie approprié.

La ménopause survient généralement dans la quarantaine ou la cinquantaine, mais elle peut également survenir dès la trentaine et parfois même dans la vingtaine. Environ 1 femme sur 1000 atteindra la ménopause avant l'âge de 30 ans. C'est ce qu'on appelle la ménopause prématurée. Les traitements médicaux comme la chimiothérapie ou certaines interventions chirurgicales comme l'ablation des ovaires peuvent induire une ménopause précoc D'autres causes peuvent inclure des affections auto-immunes telles que la maladie de Crohn, des anomalies chromosomiques telles que le syndrome de Tuner ou des facteurs génétiques ; très probablement si votre mère a eu une ménopause précoce non médicalement provoquée, vous aussi.

Il existe également des cas où les ovaires d'une femme arrêtent de produire des ovules au hasard, c'est ce qu'on appelle le POI ou l'insuffisance ovarienne prématurée. Ces femmes atteintes de ménopause précoce auront généralement une longue vie périménopausique. Les symptômes de la ménopause précoce sont les mêmes que ceux de la ménopause naturelle.

Une vie périménopausique plus longue s'accompagne de plus de risques pour la santé tels que l'ostéoporose précoce, les maladies cardiaques et un risque accru de développer un diabète de type 2.

Il n'existe aucun traitement pour que vos ovaires recommencent à fonctionner, mais des études montrent qu'une femme sur dix qui a une POI tombera enceinte.

Des études montrent également que les femmes qui n'ont jamais été enceintes ont plus de chance d'avoir la ménopause avant 40 ans.

Périménopause

La périménopause est la première étape du cycle et peut commencer dès 8 à 10 ans avant la ménopause.

L'ABC de la ménopause

La périménopause peut commencer dès la trentaine, mais aussi tard que la cinquantaine. C'est la période qui précède la ménopause. Pendant la périménopause, les ovaires commencent progressivement à produire moins d'œstrogène, la principale hormone féminine du corps, et votre période menstruelle commence à devenir irrégulière, elle peut s'allonger ou se raccourcir. Vous pouvez sauter certaines périodes ou le flux peut devenir plus lourd. La périménopause varie d'une femme à l'autre. En moyenne, il dure trois à quatre ans, mais peut être aussi court que quelques années ou aussi long qu'une décennie. Certaines femmes auront une multitude de symptômes tandis que d'autres n'en auront aucun.

Les hormones progestérone sont des messagers chimiques produits par les ovaires, les surrénales et le placenta. Son rôle principal concerne les menstruations et la grossesse, mais a d'autres fonctions telles que la protection de la muqueuse de l'utérus, la sédation du sommeil, la régulation de l'humeur et l'aide à l'anxiété. Il aidera également à la peau sèche, à l'amincissement et aux rides de la peau. Aide à lutter contre la prise de poids et à prévenir la perte de densité osseuse.
Aide à réguler la tension artérielle et soutient la cognition. Pendant la périménopause, votre production de progestérone commence à fluctuer. Un faible taux de progestérone affectera toutes ces fonctions pendant la périménopause.

L'œstrogène est le principal groupe d'hormones qui joue un rôle dans le développement sexuel et reproducteur de la femme. L'hormone œstrogène chez une femme est principalement produite par les ovaires de la femme. Votre production naturelle d'œstrogène changera avec le temps. Pendant vos années de procréation et à la puberté, vous produisez beaucoup d'œstrogènes, mais à l'approche de la ménopause, votre production d'œstrogènes commence à décliner.

Lorsque votre taux d'œstrogènes baisse de manière significative, cela peut déclencher certains symptômes de la périménopause. L'un des premiers signes de la périménopause est un cycle menstruel imprévisible. Les femmes peuvent passer d'un cycle très prévisible à un cycle erratique.

Certains symptômes sont : • Saignements abondants — 25 % des femmes auront des saignements abondants. • Bouffées de chaleur — 83 % des femmes auront des bouffées de chaleur. • Sécheresse vaginale — plus de 50 % des femmes entre 51 et 60 ans souffriront de

sécheresse vaginale.

• Brouillard cérébral — 92 % connaîtront des oublis.

• Insomnie—94 % des femmes auront de la difficulté à dormir.

• Colère/sautes d'humeur — 87 % des femmes connaîtront des sautes d'humeur et de l'irritabilité.

• Dépression : 28 % des femmes en périménopause et 59 % des femmes auront des antécédents de dépression

• Sueurs nocturnes—86 % auront des sueurs nocturnes.

• Incontinence—plus de 50 % des femmes ménopausées auront incontinence.

• Perte osseuse : 1 femme sur 10 de plus de 60 ans connaîtra une perte osseuse. perte.

• Maux de tête : plus de 25 % des femmes souffriront de migraine maux de tête.

Et plus...

L'ABC de la ménopause

On dit qu'il y a plus de 100 symptômes possibles de la périménopause, et même si je n'entrerai pas dans les détails à leur sujet, ce sont aussi quelques-uns des symptômes les moins courants :

- L'odeur corporelle peut changer

- Ballonnements

- Sensibilité des seins

- Vertiges

- Sensation de choc électrique/sensation d'épingles et d'aiguilles

- Douleurs articulaires

- Problèmes oraux

- Allergies

- Chute de cheveux

- Cheveux secs et pétillants

- Gain de poids

- Crises de panique

- Fatigue

- Baisse de la libido

- Étourdissements

- La peau qui gratte

- Ongles cassants

- Perte de mémoire

- Reflux d'acide

- Jambes sans repos

- Palpitations cardiaques

- Dents sensibles

- Acné

- Yeux secs

- Essoufflement

- Sein douloureux

- Vertige

- Problèmes digestifs

- Muscles tendus

- Poils

- Mauvaise haleine

- Perte de poids

- Bouche sèche

- Saignement des gencives

Post-ménopause

Si vous êtes restée sans cycle menstruel pendant un an, soit 12 mois consécutifs, vous êtes en ménopause. Le lendemain, vous commencez la post-ménopause. La post-ménopause peut durer 4 à 5 ans après la ménopause, mais chaque femme est différente.

La post-ménopause commence après la ménopause. En post-ménopause, vous ne pouvez plus tomber enceinte, plus de cycles menstruels et les niveaux d'hormones restent bas. Après la ménopause, vous pouvez toujours ressentir le symptômes rencontrés pendant la périménopause. Vos symptômes de la périménopause peuvent commencer à s'atténuer à ce moment-là, mais peuvent également persister pendant des années.

Les femmes post-ménopausées courent un plus grand risque de maladie cardiaque, d'ostéoporose et de perte osseuse. L'œstrogène aide à protéger contre les maladies cardiaques, les crises cardiaques et les accidents vasculaires cérébraux. Les femmes en post-ménopause ont tendance à être plus inanimées ou immobiles ; par conséquent, il y a plus de risque d'hypertension artérielle et d'hypercholestérolémie pouvant entraîner des maladies cardiovasculaires.

Plus de femmes souffrent de hanches fracturées et de problèmes liés à la densité osseuse après la ménopause. Les femmes peuvent perdre jusqu'à 25% de leur densité osseuse, ce qui augmente le risque de fractures osseuses. Vos hanches, votre poignet et votre colonne vertébrale sont les zones les plus fréquemment touchées. Les femmes doivent s'assurer de passer un test de densité osseuse une fois tous les deux ans pour vérifier les premiers signes d'ostéoporose et prendre du calcium quotidiennement.

Au cours de vos années post-ménopausiques, vous devriez avoir régulièrement mammographies, examens des seins, frottis vaginaux et examens pelviens.

CHAPITRE 2

LES SYMPTÔMES

Saignements abondants

il est assez courant d'avoir des saignements abondants et même des caillots sanguins pendant la périménopause, ces règles abondantes sont appelées ménorragies.

Les hauts et les bas hormonaux de la périménopause peuvent provoquer n'importe quel schéma de saignement auquel vous pouvez penser. Vous pouvez avoir des cycles plus courts ou des cycles plus fréquents. Une période vient peut-être de se terminer, et avant que vous ne vous en rendiez compte, une autre commence. Vous pouvez manquer une période uniquement pour qu'elle revienne deux fois plus lourde que la normale. Chaque femme est différente et aura des expériences différentes.

Dans une étude portant sur plus de 1 300 femmes en périménopause, plus de 91 % d'entre elles ont connu au moins une occurrence de saignements abondants d'une durée de 3 jours ou plus. 25% ont signalé des saignements abondants durant 10 jours ou plus pendant six mois.

Lorsqu'il y a un déséquilibre dans vos niveaux hormonaux (vos niveaux d'œstrogène sont élevés et vos niveaux de progestérone sont bas), votre muqueuse utérine s'accumule entraînant des saignements abondants pendant vos règles. Une période manquée peut également provoquer la formation de la muqueuse utérine, entraînant des saignements abondants.

C'est considéré comme un saignement abondant lorsque vous trempez une serviette pendant une heure pendant plusieurs heures. Ou lorsque vous devez utiliser à la fois une serviette et un tampon pour une double protection. Lorsque vous saignez pendant plus d'une semaine ou lorsque vous devez interrompre votre sommeil pour changer de serviette.

Bien que des saignements abondants pendant la périménopause soient normaux, si vos saignements abondants persistent, consultez votre médecin car il peut y avoir d'autres causes et cela peut entraîner une anémie due à la perte de sang. Si vous rencontrez des caillots de plus d'un quart et que vous avez des saignements après la ménopause, des saignements qui durent plus de deux semaines, accompagnés d'étourdissements, d'essoufflement ou de fatigue, consultez immédiatement votre médecin.

Les bouffées de chaleur

Les bouffées de chaleur sont l'un des symptômes les plus courants de la périménopause.
Ils s'allument rapidement et peuvent durer de une à cinq minutes. Certaines femmes peuvent ressentir jusqu'à 30 bouffées de chaleur par jour. Ils varient en gravité, allant d'une simple sensation de chaleur et de rougeurs à la sensation d'un incendie qui s'est déclaré à l'intérieur de votre corps. Certaines femmes auront également une aura ou un avertissement qu'une bouffée de chaleur est sur le point de se produire. Une bouffée de chaleur intense peut vous faire transpirer et vous donner des frissons. J'ai même ressenti de l'anxiété juste avant une bouffée de chaleur. Les bouffées de chaleur sont une intense sensation de chaleur provenant de votre corps, généralement de votre visage, de votre cou et de votre poitrine. Vous laissant rouge et, dans certains cas, même trempé de transpiration. Plus de 40 % des femmes dans la quarantaine commencent à avoir des bouffées de chaleur. La gravité dépend de l'individu. 80 % vont

cesser de l'avoir après 5 ans tandis que d'autres auront des bouffées de chaleur pendant 10 à 15 ans.

Certaines femmes auront de légères bouffées de chaleur alors que d'autres ne pourront pas fonctionner normalement, ils sont incapables de respecter les horaires ou de tenir des réunions en raison de la gravité de leurs bouffées de chaleur. La cause des bouffées de chaleur n'est pas connue avec précision, mais on pense qu'elle a été causée par "le centre de thermorégulation du cerveau qui contrôle la production et la perte de chaleur et est influencé par les hormones" selon John Hopkins Medicine.

Selon la clinique Mayo, les femmes qui fument, les femmes obèses et les femmes noires signalent une plus grande fréquence de bouffées de chaleur tandis que les femmes asiatiques déclarent avoir le moins de bouffées de chaleur. Leurs recherches suggèrent également que les femmes qui ont des bouffées de chaleur ont un risque accru de maladie cardiaque et une plus grande perte osseuse.

Sécheresse vaginale

À mesure que le niveau d'œstrogène diminue, les tissus du vagin commencent à devenir plus minces, moins élastiques et plus secs. Cela entraîne une sécheresse vaginale, des démangeaisons, des brûlures et vous devrez peut-être uriner plus ou avoir des infections des voies urinaires plus souvent. Cela peut également causer des douleurs pendant les rapports sexuels, les sports et autres activités physiques. 58% des femmes souffriront de sécheresse vaginale après la ménopause. Notez que la sécheresse vaginale peut survenir à tout âge en raison de différentes causes telles que l'allaitement, le tabagisme, la dépression, l'accouchement, la chimiothérapie, l'ablation des ovaires et un stress excessif. La sécheresse vaginale peut provoquer des brûlures, une perte d'intérêt pour le sexe, des douleurs pendant les rapports sexuels, des saignements légers après les rapports sexuels, des infections urinaires et des démangeaisons/piqûres. Dans certains cas, la sécheresse vaginale peut également causer de la douleur lorsque vous vous asseyez, vous tenez debout ou urinez. Vous pouvez également avoir un canal vaginal plus court et plus serré et une muqueuse vaginale sèche de couleur rouge foncé.

La sécheresse vaginale est rarement grave, et certains traitements peuvent la traiter et même tenter de la prévenir ; cependant, il peut avoir des effets qui changent la vie des femmes. Beaucoup de femmes sont tellement confuses et embarrassées par leurs symptômes qu'elles refusent d'en parler même à leurs partenaires. Cela peut mettre à rude épreuve leur relation, surtout s'ils ne veulent pas dire à leur partenaire pourquoi ils ne sont pas intéressés par le sexe. Reconnaître que votre sécheresse vaginale est courante est la première étape pour vous aider.

Brouillard cérébral

Oubli, difficulté à se concentrer et à penser clairement. Votre mémoire n'est pas nette et vous avez du mal à vous concentrer. Entre 45 et 55 ans, la performance d'une femme sur certaines tâches de mémoire diminue à mesure que le niveau d'œstrogène diminue. Des études montrent que les femmes ayant de faibles niveaux d'œstrogène réussissent mal un test de mémoire. Des études montrent également que les femmes dans la première année de leur dernière période menstruelle avaient le score le plus bas au test pour l'apprentissage verbal, la fonction motrice, l'attention et les tâches de mémoire de travail.
Les problèmes de mémoire pendant vos étapes de ménopause sont normaux, plus de 60% des femmes connaîtront ces problèmes.

Bien que le brouillard cérébral de la ménopause ne dure pas éternellement, il peut persister pendant des années. Les femmes peuvent ne pas se sentir aussi concentrées pendant quelques années. Des études montrent que les femmes ont du mal à se concentrer, à trouver les mots justes et mentionnent se sentir embrumées. N'oubliez pas que l'œstrogène est le « régulateur principal » de notre cerveau. Notre cerveau a beaucoup de récepteurs d'oestrogène donc quand nos niveaux d'œstrogène sont bas, cela a un impact profond sur les fonctions de notre cerveau.

Insomnie

Les personnes souffrant d'insomnie peuvent prendre jusqu'à 30 minutes pour s'endormir. Dormez moins de 6 heures trois nuits ou plus par semaine. Ils ne se sentiront pas reposés après avoir dormi. Ils se réveilleront trop tôt et se sentiront somnolents et fatigués tout au long de la journée.

Des études ont montré que jusqu'à 60 % des femmes ménopausées rencontrerez ces problèmes de sommeil.

• Difficulté à s'endormir.

• Difficulté à rester endormi.

• Réveil matinal.

• Moins de temps de sommeil total.

• Fatigue pendant la journée.

• Sommeil non réparateur.

La baisse des œstrogènes peut provoquer des bouffées de chaleur, des sueurs nocturnes, de la dépression et de l'anxiété, ce qui peut perturber le sommeil. Les problèmes de vessie sont un autre résultat du déclin des œstrogènes, et le besoin fréquent d'uriner la nuit est également une autre raison des troubles du sommeil. La mélatonine est une hormone vitale nécessaire au sommeil, et avec l'âge, sa production diminue ce qui peut également provoquer des troubles du sommeil. La progestérone est une hormone productrice de sommeil, donc la diminution de la progestérone affectera également votre capacité à vous endormir et à rester endormi.

Colère

Les sautes d'humeur et la colère sont des symptômes bien réels de la périménopause. Le stress lié au manque de sommeil, aux bouffées de chaleur et à tout ce qui se passe, combiné à de faibles niveaux d'hormones, peut provoquer de l'anxiété, du stress, de la colère et des humeurs instables. Les œstrogènes contrôlent la production de sérotonine dans votre cerveau, donc un faible taux d'œstrogène signifie également un faible taux de sérotonine. La sérotonine est le produit chimique qui aide à réguler votre humeur.

Nos règles sont imprévisibles, personne ne parle de ses symptômes, nous nous sentons donc seules, le sommeil est rare, le contrôle de la vessie peut être un problème, les relations sexuelles peuvent faire mal ou être inexistantes, et nous pouvons perdre nos cheveux, ou il fait sec et fragile. Nous pouvons prendre du poids autour de votre section médiane. Nous pouvons nous sentir déprimés. Ces choses contribueront toutes à ce que nous nous sentions parfois en colère.

Une dépression

La dépression est un autre symptôme courant de la périménopause. On sait que pendant les baisses des niveaux d'œstrogène, comme au moment de l'accouchement, les femmes peuvent souffrir de dépression. N'oubliez pas que l'œstrogène est responsable du démarrage du cycle menstruel, du développement chez les femmes, de la régulation de la libido, du contrôle de la prise de poids et du métabolisme, de la gestion de la croissance de la muqueuse utérine, etc. Lorsque la production d'œstrogènes commence à décliner, toutes ces fonctions sont perturbées et la dépression peut en résulter.

Certaines femmes peuvent se sentir légèrement irritées ou tristes tandis que d'autres femmes seront gravement déprimées et incapables de fonctionner dans leur vie quotidienne normale. La dépression majeure est associée à un déséquilibre chimique dans le cerveau, et le changement de nos niveaux d'hormones pendant la périménopause peut contribuer à ce déséquilibre. Selon le NAMS, si vous ressentez l'un des symptômes suivants toute la journée pendant plus de deux semaines, on pense que vous êtes déprimé et que vous devez consulter un médecin :

• Un sentiment de désespoir

• Perte d'énergie ; fatigué

• Bouger ou parler plus lentement

• Se sentir impuissant, indigne et coupable

• Toujours triste ou anxieux

• Se sentir inutile

• Perte d'appétit et changement de poids

• Maux de tête, courbatures, douleurs et problèmes digestifs sans cause médicale

• Difficulté à prendre des décisions, à se concentrer et à se souvenir

• Perte d'intérêt ou de plaisir pour des choses que vous aimeriez normalement

• Pensées de mort ou de suicide ou tentatives de suicide

Sautes d'humeur

Selon une étude NAMS, jusqu'à 23 % des femmes ménopausées ont des sautes d'humeur. Une minute tu es heureux, la suivante tu es triste. Les femmes souffrent d'anxiété, d'irritabilité, d'épisodes de pleurs, de pleurs et vous ne vous sentez peut-être plus aussi confiant qu'avant.

Les femmes ménopausées ont tendance à s'irriter facilement; des choses qui ne les dérangeaient peut-être pas auparavant peuvent maintenant devenir plus ennuyeuses. Nous nous inquiétons davantage, pouvons avoir des attaques de panique et éprouvons plus tension et nervosité. Vous pouvez vous retrouver à pleurer pour quelque chose qui n'aurait pas eu d'importance avant la ménopause.

Un niveau réduit d'oestrogène provoque des sautes d'humeur. L'humeur saute peut être bénin mais peut aussi mener à l'agressivité.

Sueurs nocturnes

Les sueurs nocturnes ne sont pas des bouffées de chaleur. Les sueurs nocturnes sont une période de transpiration abondante qui survient la nuit en raison des bouffées de chaleur. Les sueurs nocturnes vous secoueront de votre sommeil et laisseront même les draps si humides que vous devrez changer les draps et les vêtements de nuit. La transpiration, c'est votre corps qui essaie de se débarrasser de l'excès de chaleur. Ainsi, les sueurs nocturnes sont le résultat de l'accumulation de chaleur des bouffées de chaleur.

Certaines femmes n'éprouveront des sueurs nocturnes que pendant quelques années tandis que d'autres en auront pendant même une décennie, chaque femme vivra la périménopause différemment.

Incontinence

L'incontinence est la perte de la capacité de contrôler votre vessie. L'une des principales raisons pour lesquelles les fuites urinaires sont un muscle pelvien affaibli, c'est ce qu'on appelle la relaxation pelvienne. Comme le corps produit de moins en moins d'œstrogènes, cela provoque un amincissement de l'urètre et vos muscles pelviens commencent à s'affaiblir.
L'œstrogène aide à maintenir les tissus conjonctifs du bassin et des voies urinaires en bonne santé, donc sans suffisamment d'œstrogènes, le soutien de la vessie et l'urètre s'affaiblit.

L'incontinence d'effort se produit lorsque votre vessie fuit lorsque vous toussez, éternuez ou faites de l'exercice.

L'incontinence par impériosité peut provoquer un besoin soudain et intense d'uriner, c'est-à-dire le besoin d'uriner toute la nuit. L'incontinence par impériosité peut être causée par une infection.

L'incontinence par regorgement se produit lorsque votre vessie ne se vide pas complètement, de sorte que vous avez un écoulement constant d'urine.

L'incontinence fonctionnelle survient lorsqu'une déficience physique ou mentale vous empêche d'aller aux toilettes à temps.

L'incontinence mixte se produit lorsque vous rencontrez plus d'un type de incontinence.

L'hyperactivité vésicale est causée par une irritation de la vessie qui provoque l'urgence et la fréquence.

Perte osseuse

On estime à 10 millions le nombre d'Américains atteints d'ostéoporose, et sur ces 10 millions, 80 % sont des femmes. Les femmes ont tendance à avoir des os plus petits que les hommes donc plus sujets à l'ostéoporose. Les œstrogènes protègent également nos os. Ainsi, lorsqu'une femme atteint la ménopause et que ses niveaux d'œstrogènes diminuent fortement, le risque de perte osseuse est accru.

Des études montrent qu'une femme sur deux de plus de 50 ans se fracturera un os à cause de l'ostéoporose. En outre, les femmes de race blanche peuvent être plus sujettes à l'ostéoporose.

L'ABC de la ménopause

On estime que plus de 50 % des femmes de race blanche de plus de 50 ans ont une faible masse osseuse. 5% des femmes afro-américaines sont

on estime qu'ils souffrent d'ostéoporose et que 35 % ont une faible masse osseuse. De plus, comme les femmes afro-américaines ont tendance à ne pas s'exposer au soleil, elles ont de faibles niveaux de vitamine D, ce qui peut empêcher le corps d'absorber le calcium.

Pour certaines femmes, leur perte osseuse peut être rapide. Plus votre densité osseuse est élevée avant d'atteindre la ménopause, plus votre risque d'ostéoporose après la ménopause sera déterminé. De plus, certaines femmes perdent rapidement leur densité osseuse. Une femme peut perdre jusqu'à 20 % de sa densité osseuse au cours des cinq à sept premières années suivant la ménopause.

CHAPITRE 3

LES SOLUTIONS

Saignement abondant

H saignement abondant également connu sous le nom de ménorragie ou hyper la ménorrhée est fréquente chez les femmes en transition vers ménopause. Un mode de vie sain, une gestion du sommeil et des hormones équilibrées peuvent vous aider à gérer vos saignements abondants. Gérez votre niveau de stress afin de ne pas avoir de déséquilibre hormonal supplémentaire. Tenez un journal afin de mieux connaître et contrôler votre circulation sanguine.

Mangez plus d'aliments riches en fer ou demandez à votre médecin des suppléments de fer. Certains aliments riches en fer sont les crustacés, le bœuf, les épinards, les haricots, les légumes à feuilles sombres, les pois, le poulet, le veau, la perche, le saumon, le foie, les raisins secs, les abricots, le soja, les pains enrichis en fer et les céréales. De plus, manger des aliments riches en vitamine C aidera votre corps à absorber le fer. Certains aliments riches en vitamine C sont les agrumes, les melons, les fraises, les piments, les mangues et les poivrons.

L'ABC de la ménopause

Vous pouvez toujours parler à votre médecin d'autres méthodes qui peuvent aider à réduire vos saignements abondants, comme une pilule contraceptive à faible dose.

Le THS est une option que certaines femmes choisissent ; cela vous aidera non seulement avec vos saignements abondants, mais également avec vos autres symptômes de la périménopause. Vous et votre médecin ou professionnel de la santé pouvez travailler ensemble pour trouver un produit qui vous convient. N'oubliez pas que chaque femme est différente, donc ce qui fonctionne pour votre sœur peut ne pas fonctionner pour vous.

Essayez le Reiki, les remèdes homéopathiques et les massages des tissus profonds qui peuvent tous aider à soulager la douleur et les autres symptômes associés aux saignements abondants. Pour les douleurs associées aux saignements abondants, essayez un coussin chauffant, la chaleur aidera à détendre les muscles impliqués. Restez hydraté, les règles abondantes font également perdre beaucoup d'eau au corps.

Les bouffées de chaleur

L'utilisation de l'œstrogène naturel que l'on trouve dans les produits à base de soja peut aider à soulager vos bouffées de chaleur. Des aliments comme le tofu, les graines de lin et l'edamame. Des études ont montré que l'actée à grappes noires peut être utile pendant de courtes périodes. Faire de l'exercice quotidiennement vous aidera à faire du yoga, de la danse et de la marche. Pratiquer la respiration profonde et la respiration abdominale lente.

Le yoga, les poses réparatrices et de soutien peuvent améliorer vos symptômes.

Le yoga peut également aider à la perte musculaire et à la dégénérescence des articulations. Les poses de yoga réparateur détendront le corps et aideront à détendre le système nerveux.

L'exercice est toujours une bonne idée. L'activité physique amènera le cerveau à libérer des neurotransmetteurs comme la sérotonine et la dopamine qui affectent également des choses comme l'humeur et l'acuité mentale. Des études montrent également que l'exercice modifie le flux sanguin vers la peau et le cerveau et pourrait influencer la façon dont le le cerveau régule la température. L'exercice vous aidera à perdre ce poids de périménopause et à renforcer vos os.

On dit que les graines de lin aident non seulement à combattre les bouffées de chaleur, mais aussi à réduire le risque d'ostéoporose, c'est-à-dire l'affaiblissement des os. Les graines de lin sont riches en phytoestrogènes qui aideront à réguler les bouffées de chaleur et amélioreraient la santé cardiovasculaire des femmes en réduisant la tension artérielle et en prévenant le durcissement des artères.

Le tofu, le soja, le lait de soja et l'edamame contiennent des phytoestrogènes qui imitent les œstrogènes biologiques et peuvent aider à contrôler les niveaux d'hormones, ce qui peut aider à réduire vos bouffées de chaleur.

La sauge contient des flavonoïdes qui peuvent réduire les symptômes des bouffées de chaleur et favorisent la santé globale.

La vitamine D est particulièrement importante pendant la périménopause. Un faible taux de vitamine D a été associé à l'ostéoporose et à la dépression. La vitamine D fonctionne plus comme une hormone que comme une vitamine et ne se trouve pas dans beaucoup de aliments afin que nous obtenions notre vitamine D du soleil ou de suppléments. C'est l'une des vitamines les plus importantes pour les femmes ménopausées. La vitamine D fait tellement pour le corps de la femme que chaque femme de plus de 40 ans devrait s'assurer qu'elle en consomme suffisamment. La vitamine D vous aidera avec vos bouffées de chaleur mais aussi avec l'hypertension artérielle, les maladies cardiaques, le diabète et plus encore. Des études suggèrent que vous devriez obtenir entre 800 et 1000 UI de D3 par jour. Si vous avez une peau plus claire, vous avez besoin de 10 à 15 minutes au soleil et cela pourrait produire jusqu'à 5000 UI. Pour les peaux plus foncées, jusqu'à six fois plus longtemps selon la pigmentation de votre peau.

Les vitamines B, B5, B2, B12, B6 et B3 aident à réduire la gravité des bouffées de chaleur en régulant vos hormones. Mangez des aliments comme les grains entiers pains et céréales. Avocats, noix, œufs, bananes, graines de tournesol, légumes à feuilles vertes, noix et haricots.

Le trèfle rouge contient des isoflavones qui aident à soulager les symptômes de la perte d'œstrogène. Cela vous aidera à contrôler vos bouffées de chaleur ainsi que d'autres symptômes de la ménopause comme la perte osseuse, les troubles du sommeil, l'inflammation des articulations, l'ostéoporose et les maladies cardiaques.

L'alimentation et la nutrition ne sont pas seulement importantes pour vos bouffées de chaleur, mais aussi pour votre santé globale. De mauvaises habitudes alimentaires pourraient affecter votre santé et laisser un risque de développer certaines maladies. La nutrition joue un rôle dans l'équilibre de vos hormones pendant la périménopause. Une alimentation composée d'aliments entiers, d'aliments riches en nutriments et d'aliments contenant des antioxydants, riches en couleurs, en baies, les haricots et les légumes-feuilles foncés devraient tous contribuer à atténuer vos symptômes.

Restez au frais, utilisez des ventilateurs et portez des vêtements amples, des vêtements faits de fibres naturelles. Éloignez-vous du stress. Le stress provoque la libération d'une substance appelée épinéphrine qui augmente la température corporelle et provoque la transpiration. Évitez la caféine, l'alcool et les aliments épicés. Essayez d'arrêter de fumer si vous fumez. Restez hydraté, prenez des douches froides et passez votre visage ou votre poignet sous l'eau froide pour réduire rapidement la température corporelle.

Tenez un journal, identifiez vos points de déclenchement et essayez de les éviter. Savoir quels facteurs spécifiques déclenchent vos bouffées de chaleur vous aidera à mieux les gérer.

Certaines femmes souffrent de bouffées de chaleur sévères et peuvent chercher à suivre un THS, une hormonothérapie substitutive. Cela aidera également avec d'autres symptômes que vous pourriez rencontrer. Vous devez parler à votre médecin ou professionnel de la santé avant d'essayer tout traitement.

Sécheresse vaginale

Certains traitements en vente libre peuvent aider avec votre sécheresse vaginale.

Essayez d'utiliser un lubrifiant à base d'eau pendant les rapports sexuels. Les produits à base d'eau sont préférables aux produits à base d'huile, car ils peuvent irriter.

Essayez beaucoup de préliminaires avant les rapports sexuels pour stimuler la circulation sanguine, ce qui aidera à stimuler l'humidité. De plus, avoir des relations sexuelles régulières augmente le flux sanguin vers les organes génitaux, ce qui les maintient en bonne santé.

Il existe des crèmes topiques à base d'œstrogène qui peuvent être appliquées directement sur la zone du vagin pour soulager vos symptômes. Il existe des anneaux vaginaux d'œstrogènes qui sont insérés dans le vagin et libèrent de faibles quantités d'œstrogènes dans les tissus. Inserts vaginaux pour comprimés d'œstrogène où vous utilisez un applicateur et placez un comprimé directement dans le vagin.

Les hydratants vaginaux sont utilisés environ 2/3 fois par semaine. Ils durent jusqu'à 3 jours.

Une alimentation riche en acides gras peut aider à lutter contre la sécheresse vaginale. Les graines de citrouille crues, les graines de sésame, les graines de tournesol, le saumon, le maquereau et le thon sont riches en acides gras.

Évitez d'utiliser trop de savons parfumés et de poudres, etc. Ils peuvent irriter le vagin et provoquer une sécheresse supplémentaire.

Arrêtez de fumer, cela diminue le taux d'oestrogène.

L'exercice régulier aide à l'équilibre hormonal.

Hydratez-vous pour maintenir les niveaux d'humidité dans votre corps.

L'ABC de la ménopause

Essayez des lubrifiants naturels tels que l'huile de noix de coco, l'huile d'arachide, l'huile d'olive et l'aloe vera. Notez que les huiles naturelles ne sont pas recommandées pour une utilisation avec du latex préservatifs, ils endommagent le latex et peuvent entraîner la rupture du préservatif.

Essayez des huiles essentielles comme le jasmin, la sauge sclarée, le citron, le fenouil, le romarin, l'orange douce, la coriandre et les graines de carotte. Par exemple, l'huile essentielle de citron peut guérir et restaurer la couche dermique de la peau et est également un anti-inflammatoire. L'huile essentielle de romarin peut stimuler le cortex surrénalien qui est la deuxième source d'œstrogène dans le corps et devient encore plus important pendant la ménopause.

Oestrogène oral, THS est également une option, consultez votre médecin.

Tenez un journal et faites une liste de vos questions. S'il y a des choses que vous ne comprenez pas, posez des questions. N'ayez pas peur d'en parler, des millions de femmes connaissent les mêmes problèmes, et vous n'êtes pas seule.

Portez plus de sous-vêtements en coton et moins de synthétiques, moins de risque de infections, et plus confortable.

Stop aux douches vaginales, le vaginal est un four autonettoyant !

*Comme toujours, votre fournisseur de soins de santé est la meilleure source d'information
lorsqu'il s'agit de problèmes médicaux *

Brouillard cérébral

Les changements de style de vie peuvent vous aider avec votre brouillard cérébral.

Mangez une alimentation bien équilibrée riche en aliments entiers et en graisses saines. Toutes les graisses ne sont pas mauvaises, le corps a besoin de certaines graisses comme énergie pour absorber les vitamines et pour la santé du cœur et du cerveau. Les graisses saines vous aideront à combattre la fatigue et à améliorer votre santé mentale. Il est donc essentiel de comprendre les différences entre les bonnes graisses et les mauvaises graisses. Des aliments comme le poisson, les noix, les haricots, l'huile d'olive, les légumes et les fruits. Les régimes qui comprennent des acides gras oméga 3 et des graisses insaturées telles que l'avocat, les graines de lin, le tofu, le hareng, les sardines, les amandes, les noisettes, les graines de citrouille, les graines de sésame, les arachides e

La vitamine B6 et la vitamine B12 soutiennent la fonction cognitive - la capacité de penser, de raisonner et de se souvenir - donc un apport suffisant de ces vitamines est essentiel et peut réduire le risque de développement de la démence au fil du temps.

La vitamine B joue un rôle dans la création et l'activation de l'œstrogène dans votre corps et est une vitamine particulièrement importante à considérer pendant ménopause.

Si vous ne dormez pas bien, votre cerveau ne se régénérera pas correctement et cela affectera le fonctionnement de votre cerveau. Dormir suffisamment est donc essentiel à une bonne santé cérébrale. Dormez au moins 7 heures par nuit. Le sommeil de 1 h à 4 h du matin est particulièrement important pour la santé de votre corps.

récupération.

Soulagez votre stress. Utilisez la pensée positive.

Exercer

Passez moins de temps devant votre ordinateur et sur votre téléphone.

Équilibrer vos hormones vous aidera avec les symptômes de la ménopause.

Manger suffisamment de protéines, éviter le sucre, consommer des graisses saines, boire du thé vert, manger beaucoup de poissons gras, apprendre à gérer son stress et dormir le plus possible.

Insomnie

Créez un environnement propice au sommeil. Éteignez tous les appareils électroniques. N'apportez pas vos téléphones, ordinateurs portables, etc. dans votre chambre. Éteignez cette télévision, mieux encore n'en avez pas dans la chambre.

Mangez au moins deux heures avant de vous coucher. Mais si vous avez besoin d'une collation avant de vous coucher, ce ne devrait pas être du vin, du chocolat ou tout ce qui contient de la caféine qui est un stimulant.

Essayez d'éviter de boire au moins une heure avant de vous coucher.

Essayez les huiles essentielles telles que la lavande.

La température de la chambre, les types de draps et le matelas peuvent tous affecter votre sommeil. Essayez un environnement calme, sombre et frais.

Établissez une routine de sommeil. Une routine est très importante pour établir bon sommeil. Prenez un bain apaisant ou écoutez de la musique relaxante.

Entretenir des relations saines et être socialement actif avec la stimulation intellectuelle peut aider à votre sommeil.

Des études sur l'exercice montrent que l'exercice régulier peut améliorer la qualité du sommeil. Essayez 30 minutes d'activité d'intensité modérée pendant la journée. Faire de l'exercice trop près de l'heure du coucher peut être stimulant, alors surveillez le moment de votre entraînement.

Une alimentation saine est essentielle, essayez des aliments qui augmentent les niveaux de mélatonine comme les noix qui provoquent la sécrétion de mélatonine par le cerveau.

Les amandes contiennent un acide aminé qui améliore le sommeil appelé tryptophane. Les amandes contiennent également du magnésium qui détend nos muscles pour une bonne nuit de sommeil.

Le tryptophane est également présent dans le fromage.

La laitue contient une substance aux propriétés sédatives appelée lactucarium.

Le thon contient de la vitamine B6 nécessaire à la production de mélatonine.

Essayez de presser des cerises qui contiennent à la fois de la mélatonine et du tryptophane.

Le thé à la camomille contient des propriétés qui en font un tranquillisant doux et un inducteur de sommeil.

Utilisez du miel dans votre thé à la camomille. Des études montrent que le miel brut consommé pendant la journée favorisera un sommeil réparateur.

Les poissons comme le saumon, le thon et le flétan contiennent de la vitamine B6 dont le corps a besoin pour produire de la mélatonine. Vous pouvez également obtenir de la vitamine B6 à partir d'ail cru et de pistaches.

Le chou frisé, les épinards et les feuilles de moutarde sont riches en calcium dont le cerveau a besoin pour créer de la mélatonine et du tryptophane.

Ashwagandha est considéré comme un adaptogène (une herbe qui protège le corps). La recherche montre que cela peut vous aider à vous endormir plus rapidement, à rester endormi plus longtemps et à avoir une meilleure qualité de sommeil.

La L-théanine se trouve dans le thé vert, les champignons ; d'autres types de thés tels que certains oolong et certains types de thé noir. On dit que la L-théanine a un impact sur les neurotransmetteurs impliqués dans le sommeil, le stress, l'humeur et la concentration et améliore la production de sérotonine et de dopamine.

Le magnésium est donc très important. Il joue un rôle dans plus de 300 réactions biochimiques dans le corps. Il protège les os et les dents, aide à maintenir une fonction musculaire et nerveuse normale et favorise la réduction de la fatigue et de l'épuisement. Il active le système nerveux parasympathique qui est chargé de favoriser les sensations de calme et de relaxation. Des études montrent qu'il favorise un sommeil réparateur profond et améliore la qualité du sommeil. Cela peut aider à combattre la dépression. Chaque femme devrait prendre du magnésium.

Le CBD et le 5HTP peuvent également vous aider à dormir. Faites vos recherches et parlez à des professionnels avant de prendre des médicaments ou des suppléments.

RÉSERVEZ LE LIT POUR LE SEXE ET LE SOMMEIL (ce n'est pas votre bureau) !

Colère

La colère est un autre symptôme réel de la ménopause. Avec tout ce qui se passe à cause du manque d'hormones, il est typique que nous nous sentions émotifs et même en colère. Vous produisez moins d'œstrogène et moins de sérotonine, cela aura donc un impact direct sur votre sentiment de stabilité et d'optimisme. Ces bouffées de chaleur, sécheresse vaginale, manque de sommeil, manque de sexe, prise de poids, chute de cheveux et tant d'autres symptômes que vous avez peut-être soudainement commencé à ressentir vous rendront parfois frustré et en colère. Cependant, cela ne signifie pas que vous avez définitivement perdu le contrôle de ce que vous ressentez.

Essayez d'avoir une alimentation riche en vitamine D, en calcium et en fer pour équilibrer votre les hormones.

Parce que nous avons tendance à prendre du poids pendant la ménopause, essayez des aliments riches en fibres qui maintiendront votre digestion régulière. Les œstrogènes végétaux présents dans le soja peuvent également aider à soulager vos symptômes de la ménopause, alors essayez des aliments tels que le tofu, l'edamame et le lait de soja. Le maintien de votre poids et de votre apparence antérieurs aura un bon effet sur vos émotions.

Utilisez la médiation, le yoga, la gestion du stress et la pleine conscience. Faire en profondeur respiration.

Canalisez votre colère dans un exutoire productif. Peindre, écrire, jardiner, décorer, etc. Essayez de tenir un journal, mettez vos sentiments et vos pensées sur papier. De cette façon, vous pouvez réfléchir à une date ultérieure et faire ce qu'il faut pour apporter les changements nécessaires.

N'ayez pas peur de consulter votre professionnel de la santé si vous constatez que votre comportement devient erratique. Si vous subissez des attaques de panique ou si vos relations souffrent à cause de votre colère, vous n'êtes pas à blâmer, il y a une réaction chimique très réelle en jeu.

Une dépression

La dépression est bien réelle pendant la ménopause. Vous vous réveillez un jour et votre vie a changé. Un jour, tu vas bien, et le lendemain, tu te réveilles avec une chaleur venant de l'intérieur de ton corps que tu n'as jamais ressentie auparavant, et tu as peur parce que ta mère ne t'en a pas parlé, ton médecin ne t'en a pas parlé ça, vos copines n'en parlent pas donc vous vous sentez perdu, seul et effrayé. Cela pourrait très bien vous entraîner dans une forme de dépression.

L'ABC de la ménopause

Les changements hormonaux sont un gros problème. La clé ici est d'équilibrer vos hormones. Mangez les aliments mentionnés précédemment. Des aliments comme la dinde, le poulet, les graines de sésame et les bananes contiennent tous du tryptophane, un élément constitutif de cette sérotonine chimique de bien-être. Le soja et les graines de lin sont une excellente source de phytoestrogènes et imitent les œstrogènes dans votre corps.

Prenez également les vitamines et les suppléments mentionnés. La vitamine D est donc très importante. Le trèfle rouge est un autre type de phytoestrogène qui a une composition chimique similaire à l'œstrogène. Actée à grappes noires également. Dong Quai est du ginseng femelle qui a été efficace pour restaurer les niveaux d'hormones. La plante de gattilier stimule les niveaux d'œstrogènes et de progestérone et la maca augmente également les niveaux d'œstrogènes.

Vitamine B6 et Vitamine B12

Chocolat noir

Réduire l'alcool; réduire le sucre

L'exercice est important, il peut stimuler les hormones endorphines qui améliorera votre humeur. Le yoga et la marche sont d'excellents exercices.

Examinez votre vie et voyez ce qui peut causer votre dépression

Si votre dépression est grave, consultez un professionnel de la santé qui pourra prescrire un antidépresseur ou d'autres médicaments.

Le THS est également une possibilité pour certaines femmes, consultez votre professionnel de la santé.

Examinez des méthodes telles que Australian Bush Remedies ou Bach Rescue Remèdes. Nous pouvons nous connecter et faire nos recherches pour ne plus avoir à souffrir en silence.

Sautes d'humeur

Il est important d'avoir des relations saines, de ne pas avoir beaucoup de stress dans votre vie, de ne pas avoir une situation de vie malsaine et, bien sûr, de faire de l'exercice, de manger sainement et de suivre tous les remèdes mentionnés précédemment.

Essayez la pleine conscience, le yoga et le reiki. Ayez un exutoire créatif, trouvez un passe-temps. Nourrissez de belles amitiés. Évitez l'alcool et les tranquillisants.

Ne vous concentrez pas sur la perte de vos années de procréation et sur d'autres changements, concentrez-vous plutôt sur les choses que vous aimez chez vous, identifiez les pensées négatives et changez-les. Concentrez-vous sur les choses qui vous rendent heureux. Les choses positives que cette étape de la vie apportera.

Essayez le ginseng, il aide à améliorer l'humeur et le sommeil.

Le millepertuis peut aider à réduire l'anxiété, la dépression et les sautes d'humeur.

Maco Root réduit l'anxiété et le stress, il atténue les niveaux de cortisol.

Actée à grappes noires atténue le déséquilibre hormonal.

Si vos sautes d'humeur persistent ou s'aggravent, consultez votre médecin !

Sueurs nocturnes

La première chose est d'essayer de trouver vos déclencheurs et de rester loin d'eux. Certains déclencheurs peuvent être le tabagisme, le port de vêtements serrés, l'utilisation de couettes et de couvertures lourdes, la consommation d'alcool ou de caféine, la consommation d'aliments épicés, le stress et les pièces trop chaudes.

L'ABC de la ménopause

Habillez-vous en plusieurs couches pour pouvoir facilement retirer vos vêtements lorsque vous avez trop chaud.

Portez des vêtements amples et légers.

Avoir un ventilateur de chevet.

Baissez votre thermostat avant le coucher.

Gardez de l'eau à côté de votre lit pour siroter.

Exercices de respiration profonde et calme.

Utilisez des sprays et des gels rafraîchissants.

Utilisez les suppléments naturels et les aliments mentionnés ci-dessus pour aider à équilibrer vos hormones. L'huile d'onagre fait des merveilles pour ma petite amie mais peut ne rien faire pour vous, tout le monde est différent. Des suppléments tels que la vitamine E aideront à soulager d'autres symptômes, comme la sécheresse vaginale. Vous pouvez trouver de la vitamine E dans l'huile de germe de blé, les arachides, les avocats, les poivrons rouges et les mangues.

Comme pour tous les autres symptômes, vous devrez équilibrer vos hormones. Bien manger, faire de l'exercice, essayer de rester à l'écart du stress et prendre vos suppléments vous aideront à vivre une meilleure expérience de la ménopause.

Le vinaigre de cidre de pomme cru non filtré peut réduire la transpiration et réduire l'intensité des bouffées de chaleur et des sueurs nocturnes.

Incontinence

Faire face à l'incontinence peut être à la fois stressant et embarrassant.

Fuite de la vessie lorsque vous toussez et lorsque vous faites de l'exercice, et se réveille souvent pour uriner pendant la nuit. Cependant, vous pouvez apporter de petits changements pour vous aider à reprendre le contrôle de votre vessie. Utilisez les exercices de Kegel pour renforcer vos muscles pelviens. Ces exercices réduiront votre risque de problèmes intestinaux et vésicaux et contribueront également à réduire le risque de prolapsus vaginal. Faites des exercices du plancher pelvien, vous voudrez peut-être consulter un spécialiste du plancher pelvien si vous rencontrez ces problèmes.

Évitez les boissons contenant de la caféine. La caféine peut provoquer une hyperactivité de la vessie et de certaines parties du bassin, car il s'agit d'un diurétique et d'un irritant pour la vessie. Cela peut provoquer une inflammation de la vessie, ce qui augmentera votre envie d'aller aux toilettes.

Utilisez de la vitamine D. La vitamine D affecte les muscles squelettiques, la force et fonction donc un manque de vitamine D affectera également les muscles de la vessie.

Évitez l'alcool, il peut aussi agir comme un diurétique qui peut entraîner non seulement plus de production d'urine mais aussi la nécessité d'aller plus souvent.

Fumer peut provoquer une inflammation de la vessie. Si vous êtes souffrez d'incontinence, essayez d'arrêter de fumer.

Tenez un journal. Sachez à quelle fréquence vous urinez, combien vous buvez, à chaque fois vous avez envie de faire pipi et quelle est la force de votre envie.

Perte osseuse

Pour vous aider à lutter contre la perte osseuse, il suffit simplement d'obtenir suffisamment de calcium et de vitamine D. Avez-vous remarqué à quel point la vitamine D est mentionnée partout ? Il est tellement nécessaire au corps et est plus une hormone qu'une vitamine. Ce sont les deux nutriments les plus importants pour la santé des os.

Le calcium est nécessaire à la vie. Il fait battre notre cœur, construit les os, permet à notre sang de coaguler et à nos muscles de se contracter. Chaque jour, nous perdons du calcium par la peau, les matières fécales, l'urine, les cheveux, la sueur et les ongles. Et parce que notre corps ne peut pas produire de calcium, nous devons nous assurer de remplacer ce que nous perdons. Il est normal que notre corps prélève du calcium de nos os de temps en temps, mais plus il en faut, plus nos os s'affaiblit et est plus facile à casser.

Il est recommandé aux femmes ménopausées de prendre 1200 - 1500 mg de calcium par jour.

Les aliments riches en calcium sont;

• Lait

• Les fromages

• Yaourt

• Feuilles de navet

• Chou vert

• Chou frisé

• Bok Choy

• Des oranges

• Sardines

- Lait d'amande, lait de riz et lait de soja

- Haricots

La vitamine D protège vos os en aidant votre corps à absorber le calcium. C'est le soutien dont vos muscles ont besoin pour éviter les chutes. Les adultes ont besoin de vitamine D pour garder leurs os solides et en bonne santé. Il est recommandé aux femmes de plus de 50 ans de prendre 800 à 1000 UI par jour. Il existe 3 façons d'obtenir votre vitamine D, le soleil, la nourriture et les suppléments.

Votre peau fabriquera de la vitamine D lorsqu'elle sera exposée au soleil et la stockera sous forme de graisse pendant utiliser plus tard. La quantité de vitamine D produite par votre peau dépend de votre pigmentation, de l'heure de la journée, de l'âge et de la saison.

La vitamine D ne se trouve pas non plus dans de nombreux aliments, il est donc important de s'exposer au soleil.

Vous aurez besoin de vitamine D pour absorber le calcium, mais vous n'avez pas prendre les deux en même temps.

Oestrogène

L'œstrogène est l'une des principales hormones du corps de la femme, nous avons déjà expliqué comment la production d'œstrogène diminue pendant la périménopause. Cependant, il existe des moyens naturels de stimuler votre œstrogène.

Des aliments tels que :

- La graine de lin

- Soja
- Graines de sésame

- Noix de cajou

- Pignons de pin

- Graines de tournesol

- Graines de citrouille

- Noix et amandes

- Petits pois et ail

- Vitamines et minéraux tels que la vitamine D et la vitamine B

- baron

- DHEA

- Actée à grappes noires

- Gattilier

- Trèfle rouge

Comme toujours, consultez votre médecin ou fournisseur de soins de santé avant en utilisant l'un de ces suppléments.

Progestérone

La progestérone, en combinaison avec l'œstrogène, aidera à soulager certains de vos symptômes de la périménopause. Les aliments ne contiennent pas nécessairement de progestérone, mais certains aliments censés stimuler la production de progestérone par l'organisme sont :

- Haricots

- Brocoli

- Choux de Bruxelles

- Chou

- Chou-fleur

- Chou frisé

- Des noisettes

- Graines de citrouille

- Épinard

- Grains entiers

- Chocolat noir

- Agrumes

- Légumes-feuilles

- Poivrons

- Saumon

- Crevette

- Avoine

- Légumes crucifères

Aliments à éviter

Il existe certains types d'aliments que vous devriez éviter pendant la ménopause. Ces aliments pourraient agir comme déclencheurs et aggraver vos symptômes.

Les aliments épicés déclencheront la transpiration, les bouffées de chaleur et les bouffées de chaleur.

Les aliments transformés contiennent du sucre ajouté et sont généralement riches en sodium. Et parce que le sucre est facilement digéré et pénètre rapidement dans la circulation sanguine, il augmente le taux de glucose sanguin. Cela aggravera à son tour votre symptômes de la ménopause. Des études ont montré que les femmes dont la glycémie est élevée ont des bouffées de chaleur plus fréquentes, quel que soit leur taux d'œstrogènes. Cela peut également favoriser les maladies cardiaques et la prise de poids.

Les fast-foods et les aliments frits sont également des aliments à éviter. Des études ont montré que la consommation d'aliments frits contribue à une augmentation des décès liés au cœur chez les femmes ménopausées.

Les aliments riches en glucides tels que les pâtes, les pommes de terre, les pains de le pain et le riz peuvent également contribuer à la fatigue et aux sautes d'humeur.

L'eau

L'eau est toujours importante pour le corps humain, mais pendant la ménopause, nous perdons des œstrogènes qui nous aident à rester hydratés, cela signifie que nous perdons la capacité de retenir l'eau. Ainsi, pendant la ménopause, vous devez vous assurer que vous buvez suffisamment d'eau pour garder votre corps hydraté. N'oubliez pas non plus qu'avec de nombreuses bouffées de chaleur et de la transpiration pendant la journée et la nuit, vous perdez constamment de l'eau, vous devrez donc vous assurer de vous hydrater en permanence.

Boire 8 à 10 verres d'eau par jour peut aider à soulager les symptômes de la ménopause et à réduire les ballonnements. Boire 500 ml d'eau avant le dîner peut vous aider à consommer moins de calories pendant votre repas et cela vous aidera à prendre/perdre du poids.

L'eau est importante pour :

• Articulations—la déshydratation peut provoquer une inflammation.

- Peau—la déshydratation peut provoquer des démangeaisons cutanées et rendre votre peau rugueuse et ridée.

- Humeur : la déshydratation peut provoquer des sautes d'humeur, de l'anxiété et de la panique attaques.

- Mémoire—la déshydratation peut provoquer un brouillard cérébral, un flou et des oublis.

- Maux de tête—la déshydratation est un déclencheur de maux de tête.

- Constipation/ballonnements : la déshydratation ralentit votre intestin mobilité et élimination des matières fécales.

- Fatigue—la déshydratation peut affecter les niveaux d'énergie.

- Bouffées de chaleur—peuvent affecter le système nerveux qui déclenche clignote.

Note; les eaux fantaisie, l'eau gazeuse et l'eau aromatisée ne comptent pas comme votre apport quotidien en eau.

Exercer

Selon le centre de contrôle et de prévention des maladies, la plupart des femmes en bonne santé devraient faire 150 minutes d'activité aérobique modérée ou 75 minutes d'activité aérobique vigoureuse par semaine. Commencez par 10 minutes par jour et augmentez lentement au fur et à mesure que cela devient plus facile.

La marche, le jogging, le vélo et la natation sont d'excellents moyens d'utiliser vos grands groupes musculaires tout en maintenant votre rythme cardiaque. Commencez par 10 minutes. La musculation est importante pendant la ménopause parce que nous perdre de l'os. Les exercices de musculation renforceront la force osseuse et musculaire. Il brûlera la graisse corporelle et aidera votre métabolisme.

Le yoga peut être très bénéfique pendant la ménopause. Le yoga réparateur exige que vos poses soient tenues plus longtemps, souvent avec le soutien d'un accessoire tel qu'une couverture pliée. Le yoga de soutien et réparateur peut aider à calmer vos nerfs en centrant votre esprit et en relaxant le système nerveux et à soulager des symptômes tels que les bouffées de chaleur, la fatigue, l'irritabilité, le stress, la dépression et les sautes d'humeur.

Thérapie de remplacement hormonal HRT

L'hormonothérapie substitutive reconstitue les hormones qui sont diminuées pendant la ménopause. Cela aidera à soulager les symptômes de la ménopause. Parlez-en à votre médecin qui pourra vous expliquer les différents types de traitement substitutif et vous aider à obtenir le dosage qui vous convient.

Le THS peut ne pas convenir à certaines femmes. Les femmes qui ont des antécédents de cancer du sein, de cancer de l'ovaire, de cancer de l'utérus, de caillots sanguins, d'hypertension artérielle non traitée et de maladie du foie ne doivent pas recevoir de THS.

Soins auto-administrés

Prenez du temps pour vous, pour des choses personnelles et des passe-temps. Prendre soin de soi, c'est apprendre à dire « non » et à se mettre en avant. Les femmes ont tendance à aider tout le monde autour d'elles et à se mettre en dernier, négligeant leurs propres besoins. La ménopause est un moment pour vous de vous concentrer sur vos propres besoins, en vous mettant enfin en premier. Exprimez-vous, il est normal d'avoir besoin de ten vous-même, et vous pouvez ne pas vous présenter pour tous ceux qui ont besoin de vous ; tu as besoin de toi. Vous n'avez pas à vous sentir coupable, vous avez tant fait, et c'est votre tour maintenant. Faites ce que vous avez à faire pour vous-même, soyez doux avec vous-même !

RÉSUMÉ

je Il est si important d'être en meilleure santé pendant la ménopause. Pas seulement être en bonne santé aidera à atténuer nos symptômes, mais cela réduira également votre risque de maladies telles que les maladies cardiaques et l'ostéoporose.

La gestion de vos symptômes aura également un meilleur effet sur votre vie globale. Pendant la ménopause, la communication peut devenir tendue entre les partenaires, ce qui peut entraîner un problème relationnel. Plus de 60 % des divorces sont initiés par des femmes en période de ménopause. Et plus de 150 milliards de dollars de productivité sont perdus chaque année à cause de la ménopause. Les femmes quittent leurs relations et leur carrière. Beaucoup d'entre nous ne savent pas par où commencer et quelles questions commencer à se poser. Nous avons honte de parler de nos symptômes ou nous ne savons même pas que ce que nous vivons sont des symptômes de la ménopause.

J'espère que cela vous expliquera certaines choses et vous aidera à démarrer votre voyage vers une meilleure vie ménopausique. Ce n'est que l'ABC pour vous aider à démarrer afin que vous puissiez maintenant commencer à poser des questions sur les DEF et ainsi de suite.

Je vous souhaite un voyage ménopausique facile et sûr !

RÉFÉRENCES

https://www.everydayhealth.com

Société américaine de la ménopause

https://www.yogajournal.com

https://askthescientists.com

https://www.healthline.com

https://www.health.harvard.edu

https://www.bonehealthandosteoporosis.org

https://www.womens-health-concern.org

https://www.medicalnewstoday.com